Code ISBN : 9798883655905

Marque éditoriale : Independently published

AVANT-PROPOS

Imaginez un monde où chaque réveil serait synonyme de fraîcheur et d'énergie renouvelée, où chaque journée commencerait avec une clarté d'esprit et un bien-être palpable. Ce monde n'est pas hors de portée ; il est accessible à tous à travers la porte du sommeil, cette ressource précieuse et pourtant souvent négligée de notre bien-être global. Le sommeil, cette échappatoire quotidienne, est l'un des piliers fondamentaux de notre santé, au même titre que l'alimentation équilibrée et l'exercice physique. Pourtant, dans le tourbillon de la vie moderne, sa valeur est parfois oubliée, reléguée au second plan derrière les impératifs de productivité et les distractions incessantes.

Ce livre se propose d'être votre guide vers une redécouverte du sommeil et de ses bienfaits inestimables pour la santé. À travers ses pages, nous explorerons non seulement la science derrière le sommeil mais nous plongerons également dans des témoignages réels et inspirants de personnes qui ont transformé leur vie en transformant leur sommeil. Ces récits ne sont pas de simples histoires ; ils sont des preuves vivantes que prendre soin de son sommeil, c'est prendre soin de soi-même, de son corps, de son esprit, et de sa vie toute entière.

Le sommeil n'est pas un état passif ou une perte de temps ; c'est une période active de régénération, de guérison et de consolidation pour notre cerveau et notre corps. Comprendre les cycles du sommeil, les phases du sommeil profond et du sommeil paradoxal, c'est comprendre comment nous pouvons optimiser cette période pour notre santé mentale, physique, et émotionnelle. Ce livre vous dévoilera les mystères du sommeil, en démystifiant les idées reçues et en vous armant de connaissances pour faire du sommeil votre allié.

Nous aborderons les conséquences souvent sous-estimées du manque de sommeil sur notre santé : de l'augmentation du risque de maladies chroniques à l'impact sur notre humeur et nos capacités cognitives, les preuves sont indéniables. Le manque de sommeil n'est pas une médaille d'honneur de la productivité ; c'est un frein à notre bien-être et à notre efficacité. Les témoignages inclus dans ce livre révèlent comment la reconquête du sommeil peut inverser ces effets, améliorant la qualité de vie de manière significative.

Mais comment améliorer la qualité de son sommeil ? Ce livre vous offre des conseils pratiques et accessibles, des ajustements de routines à l'aménagement de votre environnement de sommeil, pour vous aider à créer les conditions optimales d'un repos réparateur. De l'importance d'une bonne hygiène du sommeil à l'impact de l'alimentation et de l'exercice, vous découvrirez des stratégies personnalisées pour répondre aux besoins uniques de votre corps et de votre esprit.

Au fil des pages, vous apprendrez aussi à naviguer parmi les défis que présentent les troubles du sommeil, depuis l'insomnie jusqu'à l'apnée du sommeil, en passant par le syndrome des jambes sans repos. Armé de connaissances, de témoignages et de solutions, vous serez prêt à affronter ces obstacles et à retrouver le chemin d'un sommeil paisible et réparateur.

Ce livre est plus qu'un manuel ; c'est une invitation à repenser votre relation avec le sommeil. À travers une approche éducative mais chaleureuse, il vise à vous motiver et à vous inspirer à accorder au sommeil la place centrale qu'il mérite dans votre vie. Embarquez dans ce voyage vers un sommeil meilleur, car une bonne nuit de sommeil est le premier pas vers une vie pleinement épanouie. Bienvenue dans l'univers du sommeil, où chaque rêve devient une possibilité, et chaque réveil, une nouvelle opportunité.

CHAPITRE 1 : COMPRENDRE LE SOMMEIL

Les Cycles du Sommeil Expliqués

Comprendre les phases du sommeil

Le sommeil est un état complexe et dynamique, qui orchestre une symphonie de phases et de cycles essentiels à notre bien-être. Comprendre ces cycles du sommeil n'est pas seulement une quête académique ; c'est une porte ouverte vers l'amélioration de notre santé physique, mentale et émotionnelle. Cette première partie du chapitre se consacre à démystifier les cycles du sommeil, en mettant en lumière leur importance et leur impact sur notre vie quotidienne.

L'Architecture du Sommeil

Le sommeil se compose de plusieurs cycles, chacun durant environ 90 à 110 minutes, et se répétant plusieurs fois au cours d'une nuit. Chaque cycle est constitué de plusieurs phases : le sommeil léger, le sommeil profond et le sommeil paradoxal, ou REM (Rapid Eye Movement). La traversée de ces phases est cruciale pour la restauration de notre corps et de notre esprit.

Le Sommeil Léger

Le sommeil léger sert de pont entre l'éveil et les phases plus profondes du sommeil. C'est au cours de cette phase que le corps commence à se détendre, la fréquence cardiaque et la respiration ralentissent, et la température corporelle baisse. Bien que cette phase soit souvent considérée comme moins cruciale, elle joue un rôle fondamental dans le processus de sommeil, préparant le corps et l'esprit pour les étapes de guérison profonde qui suivent.

Le Sommeil Profond

Le sommeil profond, ou sommeil à ondes lentes, est le moment où le corps exécute ses fonctions de réparation et de régénération les plus vitales. Pendant cette phase, la réparation des tissus, la croissance musculaire, et le renforcement du système immunitaire se produisent. C'est également pendant le sommeil profond que les informations importantes sont consolidées dans la mémoire à long terme, un processus essentiel pour l'apprentissage et la mémorisation.

Le Sommeil REM

Le sommeil REM est peut-être la phase la plus fascinante, marquée par une activité cérébrale intense, similaire à celle observée lors de l'éveil. C'est la phase où la plupart des rêves ont lieu. Le sommeil REM joue un rôle crucial dans la régulation des émotions, la gestion du stress et la consolidation de la mémoire. La capacité à résoudre des problèmes et à stimuler la créativité est également liée à cette phase dynamique du sommeil.

L'importance des cycles du sommeil pour la santé

La progression à travers ces phases et cycles du sommeil n'est pas arbitraire ; elle est essentielle pour notre bien-être. La perturbation de ces cycles, que ce soit par le stress, les troubles du sommeil, ou les changements dans notre environnement, peut avoir des effets profonds sur notre santé. Sans un sommeil profond suffisant, notre corps manque d'opportunités pour se réparer et se régénérer. Une privation du sommeil REM peut laisser nos émotions en désarroi et notre esprit moins capable de traiter les informations et de gérer le stress.

Le Sommeil à Travers les Âges

Il est intéressant de noter que la structure et les besoins de notre sommeil évoluent avec l'âge. Les nourrissons, par exemple, passent beaucoup plus de temps en sommeil REM, ce qui est essentiel pour le développement rapide de leur cerveau. En vieillissant, les motifs de sommeil se modifient, avec une tendance à une diminution du sommeil profond. Cette évolution souligne l'importance d'adapter nos habitudes de sommeil et notre hygiène de vie pour répondre aux besoins changeants de notre corps.

Maximiser la Qualité du Sommeil

Comprendre les cycles du sommeil est le premier pas vers l'amélioration de notre qualité de vie. Il existe plusieurs stratégies pour maximiser la qualité de notre sommeil :

Régularité : S'efforcer de maintenir des horaires de sommeil réguliers aide à synchroniser notre horloge biologique, facilitant l'entrée dans le sommeil et la progression à travers les cycles de manière optimale.

Environnement : Un environnement propice au sommeil, qui est sombre, frais et calme, peut significativement améliorer la qualité du sommeil.

Préparation au sommeil : Des routines relaxantes avant le coucher, comme la lecture ou des exercices de relaxation, préparent l'esprit et le corps à une nuit de sommeil réparatrice.

Les cycles du sommeil sont une composante fondamentale de notre bien-être. En les comprenant et en prenant des mesures pour les optimiser, nous pouvons améliorer notre santé, notre humeur, et notre qualité de vie. Ce voyage vers un meilleur sommeil commence par la reconnaissance de l'importance de chaque phase et cycle du sommeil et l'engagement à créer les conditions pour que notre corps et notre esprit puissent bénéficier pleinement de ces précieuses heures de repos.

Les Mystères du Sommeil

Pourquoi le sommeil est essentiel ?

Le sommeil, cette activité apparemment passive, est en fait un état dynamique où notre corps et notre esprit accomplissent des tâches cruciales pour notre bien-être. Derrière les paupières closes se déroule un ballet complexe de processus biologiques et neurologiques qui soutiennent presque tous les aspects de notre santé. Cette partie explore pourquoi nous dormons et comment cette fonction essentielle influence notre vie.

La Réparation et la Régénération

Pendant que nous dormons, notre corps se lance dans des opérations de maintenance essentielles. La réparation cellulaire s'accélère, les hormones régénératrices, telles que l'hormone de croissance, sont sécrétées, et le système immunitaire se renforce. Ce processus de réparation touche tous les systèmes du corps, du cerveau aux muscles, en passant par le cœur, et est vital pour maintenir notre santé à long terme.

Nettoyage Cérébral

Une découverte fascinante dans le domaine du sommeil est le rôle du sommeil dans le processus de nettoyage du cerveau. Le système lymphatique, actif principalement pendant le sommeil, évacue les déchets métaboliques accumulés dans le cerveau au cours de la journée. Ce mécanisme de "nettoyage" aide à prévenir les maladies neurodégénératives et joue un rôle crucial dans le maintien de la santé cognitive.

Consolidation de la Mémoire

Le sommeil est également essentiel pour la mémoire et l'apprentissage. Pendant le sommeil, en particulier lors des phases de sommeil profond et REM, les expériences et les informations acquises pendant la journée sont traitées, consolidées et stockées. Cette réorganisation cognitive est cruciale pour l'apprentissage et la capacité à résoudre des problèmes de manière créative.

Régulation Émotionnelle

Le sommeil influence de manière significative notre santé émotionnelle et notre résilience au stress. Le manque de sommeil peut rendre plus difficile la gestion des émotions et augmenter le risque de développer des troubles de l'humeur. Un sommeil adéquat aide à réguler les hormones du stress, telles que le cortisol, et soutient un équilibre émotionnel sain.

Les dernières découvertes sur le sommeil

La science du sommeil est en constante évolution, apportant régulièrement de nouvelles perspectives sur pourquoi nous dormons. Des études récentes ont mis en lumière des aspects du sommeil autrefois méconnus, révélant son impact profond sur notre santé et notre fonctionnement quotidien.

Le Sommeil et le Système Immunitaire

La recherche a établi un lien direct entre le sommeil et la fonction immunitaire. Le sommeil influence la production et la régulation des cytokines, des protéines clés dans la réponse immunitaire contre les infections. Le manque de sommeil peut affaiblir notre capacité à combattre les maladies, tandis qu'un sommeil de qualité peut la renforcer.

Impact sur le Métabolisme

Le sommeil affecte également le métabolisme et le risque de maladies métaboliques, comme le diabète de type 2. Le sommeil régule les hormones de la faim, ghréline et leptine, et aide à maintenir un poids santé. Une privation de sommeil peut entraîner des déséquilibres hormonaux, augmentant l'appétit et le risque de prise de poids.

Le Sommeil et la Longévité

Des études ont montré un lien entre la durée et la qualité du sommeil et la longévité. Un sommeil adéquat est associé à une réduction du risque de mortalité toutes causes confondues, soulignant l'importance du sommeil pour une vie longue et saine.

Le sommeil est une composante essentielle de notre bien-être, influençant profondément notre santé physique, notre capacité cognitive, notre équilibre émotionnel, et même notre longévité. Comprendre le sommeil, c'est ouvrir la porte à une vie plus saine, plus heureuse et plus épanouie. Cette exploration des mystères du sommeil nous invite à reconnaître sa valeur et à lui accorder la priorité qu'il mérite dans notre quête du bien-être.

Témoignages et Révélations

Récits de découverte personnelle sur l'importance du sommeil

Dans cette partie, nous plongeons dans le cœur vivant du sommeil à travers les yeux et les expériences de ceux qui ont vu leur vie transformée par une meilleure compréhension et gestion de leur sommeil. Ces témoignages ne sont pas seulement des histoires ; ils sont des fenêtres sur le potentiel réel de changement que le sommeil peut apporter dans nos vies. Ils incarnent les luttes, les découvertes, et les victoires sur le chemin vers un sommeil réparateur.

L'histoire de Julia

Julia, une infirmière de 42 ans, a longtemps lutté contre l'épuisement et le stress. Après avoir appris l'importance du sommeil pour la régulation émotionnelle et la gestion du stress, elle a adopté une routine de sommeil plus structurée, incluant une déconnexion des écrans une heure avant le coucher. Les changements ont été remarquables : meilleure humeur, plus de résilience au stress, et une amélioration générale de sa qualité de vie.

Le Voyage de Tom

Tom, un développeur logiciel de 30 ans, souffrait d'insomnie chronique, affectant sa concentration et sa créativité. En s'informant sur les phases du sommeil et l'importance du sommeil profond pour la consolidation de la mémoire et la créativité, Tom a modifié son environnement de sommeil pour favoriser un sommeil plus profond. L'amélioration de son sommeil a conduit à une augmentation notable de sa performance au travail et de sa satisfaction personnelle.

L'Éveil de Clara

Clara, une enseignante de 38 ans, vivait dans un état de fatigue chronique. Avec trois enfants et un emploi à temps plein, le sommeil était pour elle un luxe qu'elle croyait ne pas pouvoir se permettre. Son récit commence par une prise de conscience lors d'un atelier sur la gestion du stress où elle apprit l'impact du sommeil sur la santé mentale et physique. Motivée, Clara décida de revoir ses priorités et d'intégrer des routines de sommeil strictes, malgré son emploi du temps chargé.

Elle mit en place une routine pré-dodo pour elle et sa famille, éteignant tous les écrans une heure avant le coucher et remplissant ce temps par de la lecture ou des jeux calmes. Clara découvrit aussi l'importance de l'environnement de sommeil, investissant dans des rideaux occultant et ajustant la température de la chambre. Les changements furent progressifs, mais les effets sur sa santé et son bien-être furent profonds. Clara témoigne d'une augmentation remarquable de son énergie, de sa patience avec ses enfants, et de sa performance au travail.

Le Renouveau de Damien

Damien, un jeune entrepreneur de 29 ans, était au bord de l'épuisement. La pression pour réussir le poussait à sacrifier son sommeil, une décision qu'il considérait comme nécessaire pour atteindre ses objectifs. Cependant, cette privation de sommeil ne tarda pas à affecter sa santé, son humeur, et sa capacité à prendre des décisions claires.

La révélation vint lorsqu'il s'effondra lors d'une importante réunion, un événement qui le força à reconsidérer son mode de vie. Avec l'aide d'un coach de vie, Damien apprit les bases d'une bonne hygiène de sommeil et commença à expérimenter avec différentes techniques pour améliorer son sommeil, notamment la méditation et le yoga nocturne. Il apprit également à déléguer et à fixer des limites saines entre le travail et la vie personnelle.

Les résultats ne se firent pas attendre. Damien découvrit qu'avec plus de sommeil, non seulement il se sentait mieux, mais il était également plus productif pendant ses heures de travail. Ce changement lui permit de redéfinir sa définition du succès, en intégrant le bien-être comme une composante essentielle.

La Transformation de Sophie

Sophie, une graphiste freelance de 26 ans, luttait contre l'insomnie depuis l'adolescence. La nuit était pour elle un moment d'anxiété plutôt que de repos. C'est sa passion pour l'art qui lui montra la voie vers un meilleur sommeil. Inspirée par les routines de créatifs qu'elle admirait, elle décida d'appliquer la discipline de son travail artistique à son approche du sommeil.

Elle commença par établir un espace dédié à la relaxation avant le coucher, s'engageant dans des activités calmantes comme le dessin ou l'écriture de journal. Elle limita également sa consommation de caféine et fit de l'exercice physique une partie régulière de sa routine. Peut-être le plus transformateur fut son choix de se déconnecter des médias sociaux une heure avant le coucher, réduisant ainsi son exposition à la lumière bleue et aux stimulations mentales.

Le chemin vers un sommeil paisible ne fut pas immédiat, mais Sophie témoigne aujourd'hui d'une nette amélioration de sa qualité de vie. Elle dort mieux, se sent plus créative et plus équilibrée émotionnellement. Le sommeil est devenu pour elle une source d'inspiration plutôt qu'une source de stress.

Réflexions

Ces récits soulignent une vérité fondamentale : le sommeil est bien plus qu'une nécessité biologique ; c'est un pilier de notre bien-être global. Les témoignages de Julia, Tom, Clara, Damien, et Sophie illustrent la variété des chemins vers un meilleur sommeil, mais aussi une vérité universelle - les bénéfices d'un sommeil de qualité transcendent les aspects physiques pour toucher profondément à notre bien-être mental et émotionnel.

Ces histoires nous rappellent que le voyage vers un sommeil réparateur est personnel et unique. Elles nous invitent à explorer, à expérimenter et à trouver ce qui fonctionne le mieux pour nous. Plus important encore, elles nous montrent que peu importe les défis auxquels nous sommes confrontés dans notre quête d'un meilleur sommeil, le jeu en vaut la chandelle.

En partageant ces témoignages, ce livre espère inspirer ses lecteurs à entreprendre leur propre voyage de découverte du sommeil. Que vous cherchiez à surmonter l'insomnie, à gérer le stress, ou simplement à améliorer votre qualité de sommeil, souvenez-vous que chaque pas, aussi petit soit-il, est un pas vers une vie plus saine et plus épanouie. Le sommeil n'est pas juste une pause dans notre journée ; c'est une activité vitale qui nourrit notre corps, enrichit notre esprit, et revitalise notre âme.

CHAPITRE 2 : LES BIENFAITS DU SOMMEIL SUR LA SANTE

Sommeil et Santé Physique

Comment un bon sommeil renforce le système immunitaire

Le lien entre le sommeil et notre santé physique est à la fois profond et vital. Dans cette partie, nous explorons comment un sommeil de qualité contribue à une vie plus saine, touchant à des aspects aussi essentiels que le renforcement du système immunitaire, la gestion du poids, et la prévention de maladies. Ces pages visent à dévoiler les mécanismes par lesquels le sommeil agit comme un pilier de notre bien-être physique, soutenu par des données scientifiques et des témoignages personnels.

Le Sommeil, Pilier du Système Immunitaire

Le sommeil joue un rôle crucial dans le fonctionnement optimal de notre système immunitaire. Pendant que nous dormons, notre corps produit et libère des cytokines, des protéines qui aident à combattre les infections et l'inflammation. Ce processus est essentiel pour notre capacité à résister aux virus et aux bactéries, mais aussi pour récupérer plus rapidement lorsque nous sommes malades. La privation de sommeil, en revanche, peut réduire cette production de cytokines, affaiblissant notre système immunitaire et nous rendant plus vulnérables aux maladies.

Des études montrent que les personnes qui dorment moins de six heures par nuit ont un risque significativement plus élevé de contracter un rhume comparé à celles qui dorment sept heures ou plus. Ce lien entre sommeil et immunité souligne l'importance d'une bonne hygiène de sommeil pour maintenir notre corps en bonne santé.

Le Sommeil et la Gestion du Poids

Le sommeil influence également notre métabolisme et notre poids. La privation de sommeil perturbe les hormones qui régulent la faim et l'appétit, notamment la leptine, qui diminue l'appétit, et la ghréline, qui l'augmente. Lorsque nous manquons de sommeil, notre corps produit moins de leptine et plus de ghréline, ce qui peut nous amener à manger plus et à opter pour des aliments plus caloriques et moins sains.

De plus, le manque de sommeil peut affecter notre motivation à pratiquer une activité physique, réduisant ainsi notre dépense énergétique quotidienne. Cette combinaison d'une augmentation de l'apport calorique et d'une diminution de l'activité physique peut conduire à une prise de poids et augmenter le risque d'obésité et de maladies métaboliques associées, comme le diabète de type 2.

Le sommeil et la prévention des maladies chroniques

Un sommeil de qualité est également lié à la réduction du risque de développer certaines maladies chroniques. La recherche a établi des liens entre le sommeil et diverses conditions de santé, y compris les maladies cardiovasculaires, le diabète, et l'hypertension. Le sommeil influence la régulation de la glycémie, la pression artérielle, et les processus inflammatoires, tous facteurs clés dans le développement de ces maladies.

Par exemple, le sommeil profond aide à réguler le stress et à maintenir une pression artérielle saine, réduisant ainsi le risque de maladie cardiaque. De même, un sommeil adéquat favorise un métabolisme sain, ce qui peut aider à prévenir le diabète de type 2.

Les récits de personnes ayant amélioré leur santé physique par une meilleure gestion du sommeil sont nombreux et inspirants. Marc, par exemple, a réussi à inverser son diagnostic de pré-diabète en adoptant des habitudes de sommeil régulières et de qualité. En se concentrant sur une routine de coucher cohérente et en évitant les écrans et la caféine avant de dormir, il a non seulement amélioré la qualité de son sommeil mais aussi sa glycémie à jeun.

Julie, quant à elle, a découvert l'impact du sommeil sur son poids lorsqu'elle a entrepris de modifier son hygiène de sommeil. En augmentant la durée et la qualité de son sommeil, elle a remarqué une diminution de ses envies de grignotage nocturne et une amélioration de son énergie pour l'exercice. Ces changements ont conduit à une perte de poids significative et à une amélioration de sa santé globale.

Le sommeil n'est pas seulement un temps de repos pour l'esprit, mais aussi un temps de guérison et de régénération pour le corps. Il joue un rôle essentiel dans le maintien de notre système immunitaire, la gestion de notre poids, et la prévention des maladies. Comprendre et valoriser le sommeil comme un pilier de notre santé physique peut nous conduire à faire des choix de vie qui favorisent un sommeil réparateur, ouvrant la voie à une vie plus saine et plus épanouie.

Les témoignages de ceux qui ont transformé leur santé physique à travers le sommeil nous rappellent que, quelles que soient nos luttes personnelles avec le sommeil, il y a toujours espoir et potentiel pour le changement. En adoptant des habitudes de sommeil saines, nous pouvons améliorer significativement notre santé et notre qualité de vie.

Sommeil et Santé Mentale

Rôle du sommeil dans la gestion du stress et de l'anxiété

La santé mentale et le sommeil sont intrinsèquement liés, chacun influençant profondément l'autre. Dans cette section, nous explorons comment un sommeil réparateur peut servir de fondation solide pour la santé mentale, en soulignant l'impact du sommeil sur la gestion du stress, l'anxiété, la dépression, et la clarté cognitive.

Le Sommeil et la Gestion du Stress

Le stress chronique est un fléau de la vie moderne, ayant un impact significatif sur notre bien-être mental. Le sommeil joue un rôle crucial dans la régulation du stress, permettant à notre corps et à notre esprit de se reposer et de se réinitialiser. Une nuit de sommeil réparateur peut réduire les niveaux de cortisol, l'hormone du stress, et renforcer notre résilience face aux défis quotidiens.

Le Sommeil et l'Anxiété

L'anxiété et le sommeil ont une relation complexe, chacun pouvant exacerber l'autre. Un manque de sommeil peut augmenter la susceptibilité à l'anxiété, tandis qu'une anxiété élevée peut rendre le sommeil difficile. Cependant, des stratégies de sommeil saines peuvent aider à briser ce cycle, offrant un soulagement de l'anxiété et favorisant une détente plus profonde.

Le Sommeil et la Dépression

La dépression est souvent accompagnée de problèmes de sommeil, tels que l'insomnie ou l'hypersomnie. Le sommeil de qualité est essentiel pour combattre la dépression, car il aide à réguler l'humeur et à améliorer l'énergie et l'optimisme. Des études ont montré qu'une amélioration du sommeil peut souvent précéder et contribuer à une amélioration des symptômes dépressifs.

Sommeil et performance cognitive

Le sommeil et la performance cognitive sont étroitement liés, formant un cycle où la qualité de l'un affecte directement l'autre. Une bonne nuit de sommeil peut aiguiser l'esprit, améliorer la mémoire, la concentration, et la capacité à résoudre des problèmes, tandis qu'une privation de sommeil peut mener à une baisse significative de la performance cognitive.

<u>Le Rôle du Sommeil dans la Fonction Cognitive</u>

Consolidation de la Mémoire

Le sommeil joue un rôle crucial dans la consolidation de la mémoire, le processus par lequel les souvenirs à court terme sont transformés en souvenirs à long terme. Pendant le sommeil, en particulier durant les phases de sommeil profond et REM, le cerveau réorganise et intègre les informations apprises pendant la journée. Cette réorganisation aide non seulement à mémoriser de nouvelles informations mais aussi à synthétiser de nouvelles idées et concepts, facilitant l'apprentissage et la créativité.

Attention et Concentration

Une privation de sommeil, même légère, peut avoir un impact immédiat sur notre capacité à nous concentrer et à maintenir l'attention. Le sommeil réparateur, en revanche, permet de restaurer l'alerte cognitive et d'améliorer la concentration, rendant les tâches quotidiennes plus faciles à accomplir et augmentant la capacité à se concentrer sur des projets complexes ou de longue durée.

Prise de Décision et Jugement

Le manque de sommeil affecte également notre capacité à prendre des décisions et à porter des jugements. Lorsque nous sommes fatigués, notre capacité à évaluer des situations, à anticiper les conséquences de nos actions, et à prendre des décisions éclairées est diminuée. Le sommeil aide à réinitialiser notre cerveau, améliorant notre jugement et notre capacité à prendre des décisions rationnelles.

Résolution de Problèmes et Créativité

Le sommeil influence aussi notre capacité à résoudre des problèmes et à être créatif. Durant le sommeil, en particulier dans les phases REM, le cerveau peut faire des liens entre des idées apparemment non liées, favorisant la pensée créative et la résolution innovante de problèmes. Les rêves eux-mêmes peuvent être une source d'inspiration créative, offrant des solutions uniques à des défis rencontrés dans la vie éveillée.

Le Témoignage d'Elena : Trouver la Sérénité dans la Tempête

Elena, une gestionnaire de projet de 34 ans dans une start-up en pleine croissance, partage son parcours de lutte contre l'anxiété exacerbée par le manque de sommeil. Son histoire commence dans le tourbillon d'un environnement de travail exigeant, où les longues heures et les défis constants laissaient peu de place au repos. La pression pour performer, couplée à une anxiété naturelle, transformait chaque nuit en une bataille pour le sommeil, exacerbant son état au point où elle ressentait de l'anxiété non seulement le jour mais aussi à l'idée même d'aller se coucher.

La révélation vint lorsqu'Elena décida de consulter un thérapeute pour gérer son anxiété. Parmi les stratégies proposées, la priorisation du sommeil fut une révélation. Elena apprit des techniques de relaxation, comme la méditation guidée et la respiration profonde, qu'elle intégra à sa routine pré-coucher. Elle établit également une règle stricte d'éviter les écrans et tout travail dans l'heure précédant le coucher, créant ainsi un sanctuaire dédié au repos.

Les effets ne furent pas instantanés, mais progressifs. Avec le temps, Elena commença à remarquer une réduction de son anxiété diurne et une amélioration notable de la qualité de son sommeil. Ce changement lui permit non seulement de se sentir plus reposée mais aussi d'aborder ses journées avec une nouvelle sérénité. Elena témoigne que reconquérir son sommeil a été la clé de voûte de sa stratégie globale pour gérer son anxiété, lui offrant des outils pour trouver la paix dans la tempête de la vie quotidienne.

Le Voyage de Simon : Lumière sur la Dépression Saisonnière

Simon, un enseignant de 45 ans, partage son expérience de la dépression saisonnière et de son impact sur son sommeil et sa vie quotidienne. Chaque hiver, comme les jours raccourcissaient, Simon se retrouvait pris dans les griffes d'une fatigue écrasante et d'un manque de motivation, son sommeil devenant à la fois son refuge et sa prison. Les matinées étaient les plus difficiles, où se lever du lit semblait une tâche herculéenne.

Le tournant pour Simon fut la découverte de la thérapie par la lumière. Sur les conseils de son médecin, il commença à utiliser une lampe de luminothérapie le matin, pour simuler l'aube et aider à réinitialiser son horloge biologique. En parallèle, il prit conscience de l'importance de structurer ses nuits pour combattre les effets de la dépression saisonnière. Cela impliquait de maintenir un horaire de coucher régulier, de limiter la caféine et d'intégrer une activité physique légère dans sa routine quotidienne, même quand l'envie lui manquait.

Au fil des semaines, Simon constata une amélioration notable. Non seulement il trouvait plus facile de se lever le matin, mais son humeur générale s'améliorait également, dissipant progressivement le voile de la dépression saisonnière. Simon affirme que cette approche combinée, axée sur le sommeil et l'exposition à la lumière, a été transformative, lui permettant de retrouver le plaisir dans son travail et ses interactions quotidiennes.

Ces témoignages d'Elena et Simon illustrent la puissance du sommeil comme fondement de la santé mentale et émotionnelle. Leurs histoires mettent en lumière non seulement les défis auxquels ils ont été confrontés mais aussi leur résilience et leur capacité à trouver des solutions adaptées à leurs besoins. En partageant leurs expériences, ils offrent espoir et inspiration à ceux qui peuvent être confrontés à des luttes similaires, rappelant l'importance de prioriser le sommeil dans la quête du bien-être.

Sommeil et Bien-être Émotionnel

Influence du sommeil sur l'humeur et les émotions

Le sommeil ne se contente pas de recharger notre corps et notre esprit ; il joue également un rôle crucial dans la régulation de nos émotions. La privation de sommeil a été liée à une augmentation de la réactivité émotionnelle, tandis qu'un sommeil de qualité peut nous aider à maintenir notre calme et à gérer les stress de la vie quotidienne avec plus de grâce.

Régulation des Émotions

Le sommeil influence la manière dont nous traitons et répondons aux émotions. Le manque de sommeil peut nous rendre plus susceptibles à l'irritabilité, à l'anxiété et à la dépression. En revanche, un sommeil suffisant et de qualité aide à équilibrer les hormones du stress, telles que le cortisol, et à réguler l'activité dans les régions du cerveau associées aux émotions, comme l'amygdale. Cela nous permet d'aborder les situations avec un esprit plus clair et un cœur plus ouvert, renforçant notre capacité à faire face aux défis émotionnels.

Sommeil et Résilience

La résilience émotionnelle, notre capacité à rebondir après des expériences négatives, est également renforcée par un sommeil de qualité. Le sommeil nous permet de récupérer des stress de la journée et de recharger nos ressources émotionnelles. Les recherches suggèrent que ceux qui dorment bien sont non seulement mieux équipés pour faire face au stress, mais sont aussi plus aptes à maintenir une perspective positive face aux adversités.

Impact sur les Relations Interpersonnelles

Notre capacité à interagir efficacement avec les autres est intimement liée à notre bien-être émotionnel, lequel est fortement influencé par notre qualité de sommeil. Le manque de sommeil peut nous rendre moins empathiques, plus susceptibles de mal interpréter les signaux sociaux, et plus enclins à des conflits avec les autres. En cultivant de bonnes habitudes de sommeil, nous pouvons améliorer notre intelligence émotionnelle, renforçant ainsi nos relations avec les amis, la famille et les collègues.

Témoignages sur le sommeil et la qualité de vie

La Renaissance d'Alex

Alex, un chef d'équipe dans une grande entreprise, partage comment la priorisation de son sommeil a transformé sa capacité à gérer le stress au travail et à maintenir des relations harmonieuses avec son équipe. Après des mois de nuits agitées dues à un projet exigeant, Alex se sentait constamment sur les nerfs, réagissant de manière excessive à de petits problèmes et se sentant dépassé par les émotions au travail. La décision d'Alex de consulter un spécialiste du sommeil et d'adopter une routine de sommeil plus stricte a non seulement amélioré la qualité de son sommeil mais a également eu un effet remarquable sur sa vie professionnelle. En retrouvant un sommeil réparateur, Alex a vu sa patience et sa clarté d'esprit augmenter, lui permettant de naviguer dans les défis avec une nouvelle sérénité.

Le Voyage de Mia vers le Bien-être

Mia, une artiste freelance, raconte comment l'amélioration de son sommeil lui a permis de surmonter une période prolongée de tristesse et d'isolement. Souffrant d'insomnie dans le sillage d'une rupture difficile, Mia se trouvait dans un cycle de sommeil irrégulier qui exacerbait son sentiment de solitude et d'impuissance. En intégrant des pratiques de pleine conscience et de relaxation avant le coucher, et en établissant un horaire de sommeil régulier, Mia a progressivement retrouvé un sommeil réparateur. Cette transformation a eu un impact profond sur son bien-être émotionnel, lui redonnant l'énergie et l'inspiration nécessaires pour renouer avec sa passion pour l'art et se reconnecter avec ses proches.

Le sommeil est un élément fondamental de notre bien-être émotionnel, influençant notre capacité à réguler nos émotions, à construire notre résilience et à entretenir des relations saines. En reconnaissant l'importance du sommeil et en prenant des mesures pour en améliorer la qualité, nous pouvons non seulement améliorer notre santé mentale et émotionnelle mais aussi enrichir notre vie de manière significative. Les témoignages d'Alex et de Mia illustrent la puissance transformative d'un sommeil réparateur, offrant espoir et inspiration à ceux qui cherchent à améliorer leur bien-être émotionnel à travers le sommeil.

CHAPITRE 3 : LES CONSEQUENCES DU MANQUE DE SOMMEIL

Risques pour la Santé à Long Terme

Explorons en profondeur le lien entre le manque de sommeil et l'émergence de maladies chroniques, une relation complexe et inquiétante qui souligne l'importance vitale d'un repos nocturne adéquat pour notre santé à long terme.

Le Sommeil et les Maladies Chroniques : Un Lien Inquiétant

Le sommeil est un pilier fondamental de notre santé, influençant pratiquement tous les systèmes du corps. Lorsque nous négligeons ce besoin fondamental, le risque de développer diverses maladies chroniques s'accroît significativement. Ce segment explore comment le manque de sommeil est lié à des conditions telles que les maladies cardiovasculaires, le diabète de type 2, l'obésité, et la dépression, offrant un aperçu de la recherche actuelle et des mécanismes sous-jacents.

Impact sur la santé cardiovasculaire et le métabolisme

Maladies Cardiovasculaires

Le sommeil joue un rôle crucial dans la régulation de la tension artérielle et dans le maintien de la santé cardiovasculaire. Les personnes souffrant d'apnée du sommeil, une condition caractérisée par des interruptions répétées de la respiration pendant le sommeil, présentent un risque accru de développer une hypertension, un précurseur de maladies cardiaques plus graves. De plus, le manque de sommeil peut entraîner une augmentation de la production de certaines substances chimiques dans le corps qui favorisent l'inflammation, un facteur de risque bien connu pour les maladies cardiaques.

Diabète de Type 2

La privation de sommeil affecte également la manière dont notre corps traite le glucose, augmentant le risque de développer un diabète de type 2. Le manque de sommeil peut réduire la sensibilité à l'insuline, ce qui signifie que le corps doit produire plus d'insuline pour maintenir des niveaux de glucose sanguin normaux. Cette surcharge de travail peut épuiser le pancréas au fil du temps, conduisant à une résistance à l'insuline et, éventuellement, au diabète.

Obésité

Il existe une corrélation forte entre le manque de sommeil et l'augmentation du risque d'obésité. Le sommeil influence les hormones régulant la faim — ghréline et leptine — et un déséquilibre causé par un sommeil insuffisant peut conduire à une augmentation de l'appétit et à une préférence pour des aliments riches en calories et en gras. De plus, le manque d'énergie et la fatigue peuvent réduire la motivation à exercer une activité physique, contribuant davantage à la prise de poids.

Dépression

La relation entre le sommeil et la dépression est bidirectionnelle ; non seulement le manque de sommeil peut augmenter le risque de développer une dépression, mais la dépression peut également aggraver les problèmes de sommeil. La privation de sommeil affecte la régulation de neurotransmetteurs clés tels que la sérotonine, qui joue un rôle dans le bien-être et le bonheur. Un sommeil insuffisant peut donc diminuer la capacité émotionnelle et cognitive, exacerbant les symptômes de la dépression.

Déclin Cognitif

Au-delà des effets physiques, le manque de sommeil peut également accélérer le déclin cognitif. Les recherches suggèrent que le sommeil insuffisant peut être un facteur contributif dans le développement de maladies neurodégénératives, telles que la maladie d'Alzheimer. Le sommeil aide à éliminer les déchets toxiques du cerveau, et sans un repos adéquat, ces substances peuvent s'accumuler, endommageant potentiellement les cellules cérébrales.

Système Immunitaire Affaibli

Le système immunitaire souffre également sans un sommeil suffisant. Le corps utilise le sommeil comme une période pour renforcer ses défenses contre les infections et les maladies. Une privation chronique de sommeil peut réduire la production de cytokines et d'anticorps, rendant l'individu plus vulnérable aux maladies.

Effets au Quotidien

Manque de sommeil et baisse de productivité

Baisse de la Productivité et de la Concentration

Un sommeil insuffisant nuit à notre capacité à nous concentrer et à rester alertes tout au long de la journée. Cette baisse de vigilance peut réduire significativement notre productivité, nous rendant moins efficaces dans nos tâches professionnelles et personnelles. La fatigue cognitive résultant d'un sommeil inadéquat empêche également l'apprentissage et la mémorisation, entravant notre capacité à acquérir et à retenir de nouvelles informations.

Augmentation des Erreurs et des Accidents

La privation de sommeil est un facteur de risque majeur pour les erreurs et les accidents sur le lieu de travail et lors de la conduite. La somnolence au volant, par exemple, est comparée à la conduite en état d'ivresse en termes de réduction des temps de réaction et de la capacité de jugement. Les erreurs de jugement et les lapsus d'attention peuvent avoir des conséquences graves, non seulement pour l'individu privé de sommeil mais aussi pour les autres.

<u>Effets sur l'Humeur et les Relations Interpersonnelles</u>

Le manque de sommeil peut provoquer des sautes d'humeur et une irritabilité accrue, affectant négativement nos interactions avec les autres. Cette détérioration de l'état émotionnel peut entraîner des tensions dans les relations personnelles et professionnelles, rendant difficile la communication efficace et l'empathie. Les personnes privées de sommeil sont souvent moins patientes et plus enclines à des conflits, ce qui peut endommager des relations précieuses.

<u>Détérioration de la Santé Physique</u>

Au-delà des effets cognitifs et émotionnels, le manque de sommeil peut également se manifester physiquement. Des symptômes tels que des maux de tête, une baisse de l'immunité conduisant à des maladies fréquentes, et une augmentation du stress physique sont courants. La fatigue chronique peut également réduire la motivation à exercer une activité physique, contribuant à un cercle vicieux de santé en déclin.

Impact du Manque de Sommeil sur les Relations Sociales

Diminution de l'Empathie et de la Compréhension

Le sommeil joue un rôle crucial dans notre capacité à interpréter correctement les signaux sociaux et émotionnels. Lorsque nous sommes privés de sommeil, notre capacité à comprendre et à répondre aux besoins émotionnels des autres est significativement réduite. Cela peut conduire à des malentendus et à des réactions inappropriées, nuisant à nos relations avec les amis, la famille et les collègues.

Irritabilité et Conflits

La fatigue résultant d'un sommeil insuffisant augmente notre tendance à l'irritabilité et à l'impulsivité. Des réactions excessives à des situations mineures peuvent devenir courantes, augmentant le risque de conflits. Cette irritabilité accrue peut rendre difficile la gestion des désaccords de manière constructive, entraînant une détérioration de la qualité des relations.

<u>Retrait Social</u>

Le manque de sommeil peut également nous rendre moins enclins à participer à des activités sociales, conduisant à un isolement progressif. La fatigue peut rendre les interactions sociales perçues comme épuisantes ou moins gratifiantes, poussant les individus à se retirer et à éviter les engagements sociaux. Ce retrait peut exacerber les sentiments de solitude et d'anxiété, créant un cercle vicieux de détérioration du bien-être émotionnel.

Effets sur le Bien-être Émotionnel

<u>Gestion Émotionnelle Compromise</u>

La capacité à réguler nos émotions est directement affectée par notre qualité de sommeil. La privation de sommeil peut entraîner une hyperréactivité émotionnelle, où les réponses aux événements quotidiens deviennent disproportionnées. Cette sensibilité accrue peut rendre plus difficile le maintien d'une perspective équilibrée et la gestion saine des émotions.

<u>Augmentation de l'Anxiété et de la Dépression</u>

Les troubles du sommeil sont fortement liés à des taux plus élevés d'anxiété et de dépression. Le manque de sommeil peut amplifier les symptômes de ces troubles, affectant notre humeur et notre capacité à éprouver du plaisir dans les activités quotidiennes. L'impact cumulatif sur la santé mentale peut avoir des répercussions profondes sur notre qualité de vie.

Les implications du manque de sommeil sur les relations sociales et le bien-être émotionnel sont profondes et souvent sous-estimées. En compromettant notre capacité à interagir efficacement avec les autres et à gérer nos émotions, la privation de sommeil peut entraîner une détérioration significative de notre qualité de vie. Les histoires de Marc et de Léa illustrent comment prendre des mesures proactives pour améliorer le sommeil peut avoir des effets transformateurs, non seulement sur notre santé physique mais aussi sur notre bien-être émotionnel et nos relations. Reconnaître l'importance du sommeil est essentiel pour maintenir et nourrir les liens qui nous unissent et pour naviguer dans le monde avec une résilience émotionnelle renforcée.

Récits de Réalité

Témoignages sur les effets négatifs du manque de sommeil

La Descente aux Enfers de Julien

Julien, un cadre supérieur dans une entreprise technologique, vivait sur le fil du rasoir, jonglant entre des délais serrés et des attentes élevées. Son témoignage commence par la description de son rythme de vie insoutenable qui le privait régulièrement de sommeil, le poussant dans une spirale de fatigue chronique, de stress et d'anxiété. Cet état constant d'épuisement a non seulement nui à sa performance professionnelle mais a également commencé à éroder sa santé physique, se manifestant par une hypertension et des troubles de la digestion.

L'Éveil de Camille

Camille, une jeune professeure de lycée, a vécu les conséquences du manque de sommeil sur sa santé mentale. Luttant pour équilibrer les exigences de son travail et sa vie personnelle, elle a vu son sommeil se détériorer, entraînant une dépression et une incapacité à gérer le stress quotidien. Sa narration décrit comment le manque de sommeil a non seulement exacerbé son état de santé mentale mais a également affaibli ses relations avec ses proches et ses élèves.

Histoires de rétablissement et de transformation

Le Retour à la Vie de Marc

Après des années de lutte contre les effets dévastateurs d'un sommeil insuffisant, Marc a entrepris un voyage de rétablissement qui a transformé sa vie. Confronté à une sérieuse mise en garde de son médecin concernant son risque accru de maladies chroniques, Marc a décidé de prioriser son sommeil. Il partage comment l'adoption d'une routine de coucher stricte, la pratique régulière d'exercices physiques et la méditation l'ont aidé à retrouver un sommeil de qualité. Ce changement n'a pas seulement amélioré sa santé physique mais a également renouvelé son énergie, sa clarté d'esprit et sa joie de vivre.

La Résilience de Sophie

Sophie raconte son combat contre l'insomnie et comment elle a réussi à surmonter ses nuits blanches. Sa transformation a commencé avec la reconnaissance de l'importance du sommeil pour sa santé globale et la décision de chercher de l'aide professionnelle. Grâce à une combinaison de thérapie comportementale cognitive pour l'insomnie (TCC-I), d'améliorations de l'hygiène de sommeil et de techniques de relaxation, Sophie a progressivement retrouvé un rythme de sommeil sain. Elle souligne comment ce parcours vers un meilleur sommeil a non seulement atténué son anxiété mais a également amélioré sa capacité à faire face au stress quotidien.

Ces récits soulignent le pouvoir transformateur d'un sommeil réparateur. Julien et Camille représentent les nombreux visages de ceux affectés par le manque de sommeil, tandis que les histoires de Marc et Sophie offrent un message d'espoir et de renouveau. À travers leurs parcours, ils montrent que, malgré les défis, le rétablissement est possible avec engagement, soutien et stratégies adaptées.

Les témoignages de réalité partagés dans cette section rappellent les conséquences souvent sous-estimées du manque de sommeil sur notre santé, nos relations et notre qualité de vie. Ils mettent également en évidence l'importance d'adopter une approche proactive pour traiter les problèmes de sommeil, soulignant que le chemin vers le rétablissement nécessite souvent des changements de comportement et parfois l'intervention de professionnels. Ces histoires de transformation démontrent que, quelles que soient les difficultés rencontrées, il est possible de retrouver un sommeil réparateur et de renouer avec une vie pleine et enrichissante. En partageant ces récits, nous espérons inspirer ceux qui luttent contre le manque de sommeil à prendre des mesures vers leur propre voyage de rétablissement et de bien-être.

CHAPITRE 4 : STRATEGIES POUR AMELIORER LA QUALITE DU SOMMEIL

Principes d'Hygiène du Sommeil

Routine du coucher et importance des rituels

Les rituels de coucher jouent un rôle crucial dans la préparation de notre corps et de notre esprit au sommeil. Comme pour tout rituel, leur valeur réside dans leur régularité et leur capacité à signaler à notre système nerveux qu'il est temps de ralentir et de se préparer pour une nuit de repos.

Établissement d'une Routine

La création d'une routine de coucher cohérente aide à réguler notre horloge biologique interne, ou rythme circadien, ce qui facilite l'endormissement et le maintien d'un sommeil profond. Cette routine peut inclure des activités telles que la lecture, des étirements légers ou des techniques de respiration profonde. L'objectif est de choisir des activités qui signalent à votre corps qu'il est temps de se détendre et de se préparer au sommeil.

<u>Diminution de l'Exposition à la Lumière Bleue</u>

Une partie essentielle de la routine du coucher est de réduire l'exposition à la lumière bleue, émise par les écrans de téléphones, tablettes et ordinateurs, qui peut inhiber la production de mélatonine, l'hormone du sommeil. Établir une règle de "déconnexion numérique" une heure avant le coucher peut aider à améliorer la qualité du sommeil.

L'environnement idéal pour dormir

L'environnement dans lequel nous dormons a un impact significatif sur la qualité de notre sommeil. Plusieurs facteurs clés doivent être pris en compte pour créer un espace propice au repos.

<u>Obscurité et Température</u>

Une chambre sombre aide à signaler à notre cerveau qu'il est temps de dormir. L'utilisation de rideaux occultants ou dc masques pour les yeux peut être très efficace pour bloquer les sources de lumière extérieure. De plus, la température de la chambre joue un rôle crucial dans la qualité du sommeil. Une température fraîche, généralement entre 16°C et 18°C (60°F et 65°F), est idéale pour favoriser le sommeil.

Confort et Silence

Le confort de votre lit, incluant la qualité de votre matelas, de votre oreiller et de votre literie, ne doit pas être sous-estimé. Investir dans un matelas et des oreillers de bonne qualité qui soutiennent votre corps et alignent votre colonne vertébrale peut transformer votre expérience de sommeil. De même, minimiser le bruit ou utiliser des machines à bruit blanc peut aider à créer un environnement paisible et propice au sommeil.

Témoignages Personnels

La Transformation de Léa

Léa partage son expérience de transformation après avoir adopté une routine de coucher stricte et amélioré son environnement de sommeil. Souffrant d'insomnie, elle a décidé de mettre en œuvre une "heure tranquille" avant le coucher, où elle lisait ou pratiquait la méditation au lieu de regarder son téléphone. Elle a également investi dans des rideaux occultants et ajusté la température de sa chambre. Ces changements ont conduit à une amélioration notable de sa qualité de sommeil, lui permettant de se réveiller reposée et revitalisée.

<u>Le Réveil de Marc</u>

Marc témoigne de l'impact positif de la création d'un environnement de sommeil optimal. En remplaçant son vieux matelas et en introduisant une routine de relaxation avant de dormir, il a pu surmonter ses problèmes de sommeil léger et intermittent. Ces ajustements ont non seulement amélioré son sommeil mais ont également eu un effet bénéfique sur son bien-être général et sa productivité.

Adopter de bonnes pratiques d'hygiène du sommeil est essentiel pour améliorer la qualité et la quantité de notre sommeil. En établissant des rituels de coucher cohérents et en créant un environnement propice au sommeil, nous pouvons favoriser un repos nocturne réparateur. Les histoires de Léa et Marc soulignent l'importance de ces pratiques et montrent qu'avec des changements relativement simples, il est possible d'améliorer significativement notre sommeil et, par extension, notre qualité de vie. Ces témoignages servent de rappel puissant que prendre soin de notre sommeil est une forme de soin de soi qui mérite notre attention et notre engagement.

Influence du Mode de Vie

Les choix de mode de vie, y compris notre alimentation, notre niveau d'activité physique et notre consommation de stimulants, jouent un rôle crucial dans la qualité de notre sommeil. Cette partie explore comment ces éléments influencent notre repos nocturne et offre des stratégies pour harmoniser nos habitudes de vie avec un sommeil réparateur.

Nutrition, exercice et leur impact sur le sommeil.

Nutrition et Sommeil

L'alimentation a un impact direct sur notre sommeil. Certains aliments et boissons peuvent perturber notre capacité à trouver le sommeil et à rester endormi, tandis que d'autres peuvent favoriser un sommeil plus profond et plus réparateur.

Aliments à Éviter

Caféine : Présente dans le café, le thé, certaines boissons gazeuses et le chocolat, la caféine est un stimulant qui peut rester dans le corps pendant plusieurs heures, rendant l'endormissement plus difficile.

Alcool : Bien qu'il puisse sembler favoriser l'endormissement, l'alcool perturbe les cycles du sommeil, réduisant la qualité du repos nocturne.

Aliments riches et épicés : Ces aliments peuvent causer des inconforts digestifs tels que des brûlures d'estomac, perturbant le sommeil.

Aliments Favorables au Sommeil

Sources de tryptophane : Le tryptophane est un acide aminé précurseur de la sérotonine, qui est elle-même précurseur de la mélatonine. Les aliments riches en tryptophane incluent la dinde, le poulet, le poisson, les noix et les graines.

Aliments riches en magnésium : Le magnésium peut agir comme un relaxant naturel, aidant à apaiser le corps et l'esprit. Les épinards, les amandes et les bananes sont de bonnes sources de magnésium.

Exercice et Sommeil

L'activité physique régulière est bénéfique pour le sommeil, mais le timing et l'intensité de l'exercice peuvent influencer son impact.

Avantages de l'Exercice

Amélioration de la qualité du sommeil : L'exercice peut augmenter la durée du sommeil profond, la phase la plus réparatrice du sommeil.

Régulation de l'horloge interne : L'activité physique, surtout lorsqu'elle est pratiquée en plein air et exposée à la lumière naturelle, peut aider à réguler notre cycle veille-sommeil.

Conseils pour l'Exercice

Éviter l'exercice intense tard le soir : Bien que l'activité physique soit généralement bénéfique pour le sommeil, s'exercer vigoureusement juste avant le coucher peut être contre-productif, car cela peut augmenter l'alerte et la température corporelle.

Privilégier des activités relaxantes en soirée : Des pratiques telles que le yoga ou les étirements peuvent aider à préparer le corps au sommeil.

Gérer les stimulants et les écrans

La gestion de notre exposition aux stimulants et aux écrans est essentielle pour favoriser un bon sommeil.

Réduire la Consommation de Stimulants

Limiter la caféine et l'alcool : Comme mentionné précédemment, ces substances peuvent grandement perturber le sommeil. Il est conseillé de limiter leur consommation, surtout dans l'après-midi et en soirée.

Limiter l'Exposition aux Écrans

Lumière bleue : L'exposition à la lumière bleue émise par les écrans peut inhiber la production de mélatonine, rendant plus difficile l'endormissement. Utiliser des filtres de lumière bleue ou établir une "heure sans écran" avant le coucher peut aider.

Témoignages Personnels

La Révolution du Sommeil d'Anna

Anna, une ingénieure logicielle de 30 ans, a vécu une transformation significative en ajustant son alimentation et son rapport aux écrans. Souffrant d'insomnie et de réveils nocturnes fréquents, elle a décidé de réexaminer ses habitudes alimentaires, réduisant sa consommation de caféine et intégrant davantage d'aliments favorisant le sommeil dans son régime. Elle a également instauré une routine de "déconnexion numérique" en soirée. Ces changements ont conduit à une amélioration notable de son sommeil, lui permettant de retrouver énergie et productivité.

La Métamorphose de Damien

Damien, un professeur de lycée et coureur amateur, a découvert l'impact de l'exercice sur son sommeil. En modifiant le timing de ses entraînements pour éviter les séances intenses le soir, il a non seulement amélioré la qualité de son sommeil mais a également constaté une augmentation de sa performance sportive. Cette nouvelle approche lui a permis de trouver un équilibre sain entre activité physique et repos.

Notre mode de vie, y compris ce que nous mangeons, notre activité physique et notre utilisation des écrans, a un impact profond sur notre sommeil. En adoptant des habitudes saines et en créant un environnement propice au repos, nous pouvons améliorer significativement la qualité de notre sommeil. Les histoires d'Anna et de Damien illustrent comment des ajustements apparemment mineurs dans nos routines quotidiennes peuvent avoir des effets transformateurs sur notre bien-être global, soulignant l'importance cruciale du sommeil dans notre quête d'une vie saine et équilibrée.

Outils et Techniques

Nous allons désormais explorer divers outils et techniques conçus pour améliorer la qualité du sommeil. De la méditation à l'usage de technologies avancées, ces stratégies offrent une gamme de solutions adaptées aux besoins individuels, aidant à combattre l'insomnie et à promouvoir un sommeil réparateur.

Relaxation, méditation et aides au sommeil

La relaxation et la méditation sont des pratiques séculaires qui ont prouvé leur efficacité pour améliorer la qualité du sommeil. En réduisant le stress et l'anxiété, elles préparent le corps et l'esprit à un repos profond.

Techniques de Relaxation

Les techniques de relaxation visent à diminuer les tensions physiques et mentales, créant ainsi un état propice au sommeil. Voici quelques méthodes éprouvées :

Respiration Profonde

La respiration profonde est une technique simple mais puissante pour réduire le stress et favoriser la relaxation.

Elle consiste à respirer lentement et profondément, en se concentrant sur l'élargissement de l'abdomen plutôt que sur la poitrine. Cette pratique aide à activer le système nerveux parasympathique, responsable de la réponse de relaxation du corps.

Pratique : Trouvez un endroit confortable pour vous asseoir ou vous allonger. Placez une main sur votre abdomen et l'autre sur votre poitrine. Respirez profondément par le nez, en veillant à ce que votre abdomen se soulève plus que votre poitrine. Expirez lentement par la bouche ou le nez, en vidant complètement vos poumons. Répétez pendant plusieurs minutes.

Relaxation Musculaire Progressive (RMP)

La relaxation musculaire progressive implique de tendre puis de relâcher chaque groupe musculaire dans le corps, ce qui peut réduire significativement l'anxiété et préparer le corps au sommeil.

Pratique : Commencez par vos pieds et remontez progressivement à travers chaque groupe musculaire de votre corps. Tendez chaque groupe musculaire pendant cinq secondes, puis relâchez la tension pendant 30 secondes, en remarquant la sensation de relâchement.

Concentrez-vous sur la sensation de détente qui se propage dans votre corps.

<u>Pratiques de Méditation</u>

La méditation peut aider à calmer l'esprit et à réduire les pensées anxieuses qui peuvent entraver l'endormissement. Deux pratiques particulières sont particulièrement bénéfiques pour le sommeil :

Méditation Guidée

La méditation guidée utilise des narrations enregistrées pour guider l'auditeur à travers un voyage de relaxation. Ces sessions peuvent inclure des visualisations apaisantes, des mantras réconfortants ou des instructions de respiration profonde, offrant un moyen efficace de détendre l'esprit et le corps.

Pratique : Sélectionnez une méditation guidée conçue spécifiquement pour le sommeil. Écoutez en vous allongeant dans votre lit, en veillant à ce que votre dispositif audio s'éteigne automatiquement pour ne pas perturber votre sommeil une fois la session terminée.

Pleine Conscience

La pleine conscience implique de porter une attention intentionnelle au moment présent, sans jugement. Cela peut aider à détourner l'esprit des préoccupations stressantes et à se concentrer sur le corps et la respiration, facilitant ainsi l'endormissement.

Pratique : En position allongée, concentrez-vous sur votre respiration, en remarquant chaque inspiration et expiration. Lorsque votre esprit divague, reconnaissez doucement ces pensées puis revenez à votre respiration. L'objectif n'est pas de vider l'esprit, mais de pratiquer le retour à l'instant présent.

Les techniques de relaxation et de méditation représentent des outils précieux dans notre quête d'un sommeil réparateur. En intégrant ces pratiques dans notre routine nocturne, nous pouvons non seulement améliorer la qualité de notre sommeil mais également enrichir notre bien-être général. Que ce soit par des exercices de respiration profonde, de relaxation musculaire progressive, de méditation guidée ou de pleine conscience, ces méthodes offrent une voie vers un repos plus paisible et régénérateur, essentiel pour notre santé physique et mentale.

Aides au Sommeil Naturelles

Au-delà des pratiques de relaxation et de méditation, il existe une variété d'aides au sommeil naturelles qui peuvent contribuer à améliorer la qualité et la durée du sommeil. Ces remèdes, souvent issus de la tradition et de la recherche scientifique, offrent une alternative ou un complément aux méthodes précédemment discutées, en ciblant différents aspects de la préparation au sommeil et en aidant à créer un environnement propice au repos.

Tisanes et Infusions

Les tisanes ont longtemps été utilisées comme un moyen naturel de promouvoir la détente et d'améliorer le sommeil. Certaines plantes sont particulièrement reconnues pour leurs propriétés sédatives et relaxantes.

Camomille : L'une des tisanes les plus populaires pour le sommeil, la camomille est réputée pour ses effets calmants. Elle contient de l'apigénine, un antioxydant qui se lie à certains récepteurs dans le cerveau contribuant à la somnolence et à la réduction de l'insomnie.

Valériane : La racine de valériane est souvent utilisée pour traiter les symptômes d'insomnie et d'anxiété. Elle agirait en augmentant les niveaux d'acide gamma-aminobutyrique (GABA) dans le cerveau, favorisant ainsi la relaxation.

Tilleul et Lavande : Ces deux plantes sont également appréciées pour leurs effets relaxants. Le tilleul aide à apaiser l'anxiété et favorise un sommeil paisible, tandis que la lavande est souvent utilisée en aromathérapie pour réduire le stress et améliorer la qualité du sommeil.

Huiles Essentielles et Aromathérapie

L'aromathérapie utilise des huiles essentielles extraites de plantes pour améliorer le bien-être physique et émotionnel. Certaines huiles sont spécifiquement valorisées pour leurs effets bénéfiques sur le sommeil.

Huile essentielle de lavande : Reconnue pour ses propriétés calmantes, l'huile de lavande peut réduire significativement le stress et améliorer la qualité du sommeil. Elle peut être utilisée en diffusion dans la chambre ou appliquée localement en dilution avec une huile de support.

Huile essentielle de bergamote : Cette huile, extraite des écorces de bergamote, est réputée pour son action relaxante et son aide à réduire l'anxiété. Contrairement à d'autres agrumes, la bergamote a un effet calmant et peut être utilisée dans un diffuseur avant le coucher.

Suppléments Naturels

Certains suppléments naturels peuvent également soutenir un meilleur sommeil en agissant sur les processus biologiques qui facilitent l'endormissement et le maintien d'un sommeil profond.

Mélatonine : Bien qu'elle soit produite naturellement par le corps, la supplémentation en mélatonine peut aider à réguler le cycle veille-sommeil, particulièrement utile pour les personnes souffrant de décalage horaire ou de troubles du sommeil liés au rythme circadien.

Magnésium : Le magnésium joue un rôle dans le soutien des processus de relaxation et de diminution de l'anxiété. Un apport suffisant en magnésium peut améliorer la qualité du sommeil, en particulier chez les personnes âgées.

Conseils pour l'Utilisation des Aides au Sommeil Naturelles

Consultation médicale : Avant d'intégrer des suppléments ou des herbes à votre routine, il est conseillé de consulter un professionnel de la santé, particulièrement si vous prenez déjà des médicaments ou souffrez de conditions médicales.

Régularité : Pour maximiser les bénéfices de ces aides naturelles, intégrez-les de manière régulière dans votre routine pré-coucher.

Environnement propice : Complémentez l'utilisation de ces aides avec un environnement de sommeil adéquat, incluant un lit confortable, une température fraîche et une réduction des sources de bruit et de lumière perturbatrices.

Les aides au sommeil naturelles offrent une palette variée d'options pour ceux qui cherchent à améliorer leur sommeil sans recourir immédiatement à des solutions pharmacologiques. En combinant ces aides avec des pratiques de relaxation et une bonne hygiène du sommeil, il est possible de construire une fondation solide pour un sommeil réparateur et de qualité. Ces stratégies, allant des tisanes relaxantes et l'aromathérapie aux suppléments naturels, peuvent jouer un rôle significatif dans l'amélioration du sommeil et, par extension, dans l'amélioration de notre qualité de vie globale.

Technologies et applications pour le suivi du sommeil

L'avènement des technologies et applications pour le suivi du sommeil a révolutionné notre approche de la gestion et de l'amélioration du repos nocturne. Ces outils modernes offrent des analyses précises de nos habitudes de sommeil, nous permettant d'identifier et de rectifier les problèmes qui pourraient nuire à notre bien-être. Cette section explore en profondeur comment ces innovations peuvent être intégrées dans nos routines pour favoriser un sommeil plus réparateur.

Applications de Suivi du Sommeil

Les applications de suivi du sommeil utilisent les capteurs de nos smartphones ou de dispositifs portables pour collecter des données sur nos cycles de sommeil, mouvements, et parfois même notre rythme cardiaque et notre respiration pendant la nuit.

Fonctionnalités et Bénéfices

Analyse des cycles de sommeil : Ces applications enregistrent les différentes phases de sommeil (léger, profond, REM) et fournissent des rapports détaillés sur la durée et la qualité de chaque phase.

Réveils intelligents : En identifiant les moments de sommeil léger dans un intervalle de temps donné avant l'heure de réveil souhaitée, certaines applications peuvent vous réveiller doucement, rendant le processus de réveil moins brutal.

Conseils personnalisés : Basées sur les données collectées, ces applications peuvent offrir des recommandations personnalisées pour améliorer la qualité du sommeil, comme ajuster les horaires de coucher et lever ou adopter des routines de relaxation.

Exemples Populaires

Sleep Cycle : Utilise le microphone du smartphone pour analyser les schémas de sommeil et propose un réveil intelligent basé sur les cycles de sommeil détectés.

Sleep as Android : Offre une suite complète de fonctionnalités, y compris le suivi du sommeil, l'enregistrement des bruits nocturnes, et l'intégration avec des dispositifs portables pour un suivi plus précis.

Technologies et Dispositifs Portables

Au-delà des applications smartphone, les technologies portables comme les montres intelligentes et les bracelets de fitness offrent une autre dimension de suivi du sommeil, avec des capteurs plus avancés pour une analyse plus approfondie.

Fonctionnalités et Bénéfices

Suivi continu : Ces dispositifs permettent un suivi 24/7, offrant une image complète de l'activité physique et des schémas de repos.

Analyse avancée : Avec des capteurs capables de mesurer la fréquence cardiaque et les mouvements avec une grande précision, ils fournissent une analyse détaillée du sommeil et de la qualité du repos.

Intégration de la santé globale : En connectant les données de sommeil à d'autres mesures de santé (activité physique, alimentation, niveaux de stress), ces technologies offrent une vue d'ensemble de votre bien-être.

Exemples Populaires

Fitbit : Propose des dispositifs portables avec des fonctionnalités avancées de suivi du sommeil, y compris les phases de sommeil et des suggestions pour améliorer le repos nocturne.

Apple Watch : Utilise l'App Sleep pour suivre les habitudes de sommeil et intégrer ces données dans une approche globale de la santé.

Conseils pour l'Utilisation des Technologies de Suivi du Sommeil

Consistance : Pour des données précises, il est crucial d'utiliser régulièrement l'application ou le dispositif de suivi.

Interprétation prudente : Bien que ces technologies offrent des insights précieux, elles ne remplacent pas l'évaluation professionnelle en cas de troubles du sommeil sévères.

Intégration holistique : Utilisez les données collectées pour informer un plan global d'amélioration du sommeil, incluant des pratiques d'hygiène du sommeil, des routines de relaxation, et des ajustements de mode de vie.

Les technologies et applications pour le suivi du sommeil représentent une avancée significative dans notre capacité à comprendre et à améliorer notre sommeil. En fournissant des données détaillées sur nos habitudes de sommeil et en offrant des recommandations personnalisées, elles nous équipent avec les outils nécessaires pour optimiser notre repos nocturne. Toutefois, il est important de les utiliser en complément d'une approche globale de l'hygiène du sommeil, en restant attentif à notre corps et en cherchant des conseils professionnels lorsque nécessaire. Avec l'aide de ces technologies, nous pouvons faire du sommeil une priorité et profiter des nombreux bénéfices d'une nuit de repos bien méritée.

Témoignages Personnels

La Quête de Bien-être de Léna

Léna, consultante en marketing, partage son expérience de transformation après avoir intégré la méditation de pleine conscience et l'usage d'une application de suivi du sommeil dans sa routine nocturne. Les données recueillies par l'application lui ont permis d'identifier des modèles perturbateurs dans ses habitudes de sommeil, tandis que la méditation l'a aidée à réduire son anxiété. Ces changements ont conduit à une amélioration significative de sa qualité de sommeil, lui permettant de se sentir plus énergique et concentrée pendant la journée.

<u>Le Voyage de Rémi vers un Sommeil Réparateur</u>

Rémi, ingénieur logiciel, décrit comment l'introduction de la relaxation musculaire progressive et d'une lampe de réveil a révolutionné son expérience de sommeil. Luttant contre des réveils nocturnes fréquents et des difficultés à s'endormir, il a trouvé dans ces techniques un moyen efficace de préparer son corps et son esprit au repos. La lampe de réveil a transformé son expérience de réveil, le faisant se sentir plus reposé et prêt à affronter la journée.

L'adoption d'outils et de techniques variés pour améliorer le sommeil peut avoir un impact profond sur notre bien-être global. Que ce soit à travers des pratiques ancestrales de relaxation et de méditation, l'utilisation d'aides au sommeil naturelles, ou l'intégration de technologies modernes de suivi et d'assistance, il existe un éventail de stratégies pour combattre l'insomnic ct promouvoir un sommeil réparateur. Les témoignages de Léna et Rémi soulignent l'importance dc trouver une approche personnalisée qui répond à nos besoins uniques, nous rappelant que la qualité de notre sommeil est intrinsèquement liée à la qualité de notre vie.

CHAPITRE 5 : DEPASSER LES OBSTACLES AU BON SOMMEIL

Identification des Troubles du Sommeil

Reconnaître l'insomnie, l'apnée du sommeil, et autres troubles

<u>L'Insomnie : Un Aperçu</u>

L'insomnie est l'un des troubles du sommeil les plus courants, affectant la capacité d'une personne à s'endormir, à rester endormie ou à obtenir un sommeil réparateur. Elle peut être classée en deux catégories : aiguë et chronique, avec des impacts significatifs sur la qualité de vie.

Symptômes et Causes

Les personnes souffrant d'insomnie peuvent éprouver :

- Difficultés à s'endormir malgré la fatigue
- Réveils fréquents durant la nuit
- Réveil trop tôt le matin
- Sentiment de sommeil non réparateur

Les causes de l'insomnie sont variées et peuvent inclure le stress, les changements d'environnement ou d'horaires, certaines conditions médicales, la consommation de caféine ou d'alcool, et les troubles psychologiques comme l'anxiété et la dépression.

Approches de Traitement

Le traitement de l'insomnie implique souvent une combinaison d'ajustements de l'hygiène de sommeil, de thérapies comportementales et, dans certains cas, de médicaments. Les thérapies comportementales, telles que la thérapie cognitivo-comportementale pour l'insomnie (TCC-I), se sont révélées particulièrement efficaces, aidant à modifier les pensées et comportements qui nuisent au sommeil.

L'Apnée du Sommeil : Comprendre le Trouble

L'apnée du sommeil est un trouble sérieux où la respiration s'arrête et reprend de façon répétée pendant le sommeil. L'apnée obstructive du sommeil (AOS) est la forme la plus commune, caractérisée par un blocage des voies respiratoires supérieures.

Symptômes et Conséquences

Les symptômes incluent :

- Ronflements forts

- Épisodes de respiration interrompue observés par d'autres
- Somnolence diurne excessive
- Maux de tête matinaux
-

Non traitée, l'AOS peut augmenter le risque de maladies cardiovasculaires, de diabète de type 2, et d'accidents liés à la somnolence.

Stratégies de Gestion

La gestion de l'AOS peut inclure l'utilisation d'un appareil de pression positive continue (CPAP) pour maintenir les voies respiratoires ouvertes pendant le sommeil, des modifications du mode de vie telles que la perte de poids et le positionnement pendant le sommeil, et parfois la chirurgie pour les cas graves.

Autres Troubles du Sommeil

Outre l'insomnie et l'apnée du sommeil, il existe plusieurs autres troubles pouvant perturber le sommeil, notamment :

- Syndrome des jambes sans repos (SJSR) : Un besoin irrésistible de bouger les jambes, souvent accompagné de sensations désagréables, aggravé en période de repos et amélioré par le mouvement.

- Narcolepsie : Caractérisée par une somnolence diurne extrême et des épisodes soudains de sommeil, indépendamment de l'heure ou du lieu.
- Parasomnies : Comportent des troubles tels que le somnambulisme, les cauchemars, les terreurs nocturnes, et le trouble comportemental en sommeil paradoxal (TCSP), qui inclut des mouvements physiques pendant le sommeil REM.

Quand consulter un spécialiste ?

Consulter un professionnel de la santé pour les troubles du sommeil est une étape cruciale pour ceux qui luttent contre des problèmes de sommeil persistants ou graves. Savoir quand il est temps de chercher de l'aide peut être déterminant pour améliorer la qualité du sommeil et, par extension, la qualité de vie. Cette section explore les indicateurs clés qui suggèrent qu'une consultation avec un spécialiste du sommeil pourrait être bénéfique.

Symptômes Persistants

Si vous rencontrez des symptômes persistants d'insomnie, d'apnée du sommeil, ou d'autres troubles du sommeil qui résistent aux efforts d'amélioration par des changements d'hygiène de sommeil et de mode de vie, il est temps de consulter. Les symptômes persistants incluent :

- Difficulté à s'endormir ou à rester endormi la plupart des nuits
- Fatigue diurne excessive qui affecte votre capacité à fonctionner
- Ronflements forts et épisodes de respiration interrompue observés
- Somnolence au volant ou pendant d'autres activités
- Impact sur la Qualité de Vie

Lorsque les problèmes de sommeil commencent à avoir un impact significatif sur votre qualité de vie – par exemple, en affectant votre performance au travail, vos relations ou votre bien-être émotionnel – il est conseillé de consulter un professionnel. La santé mentale, en particulier, peut être profondément affectée par le sommeil, avec un risque accru de dépression, d'anxiété et d'autres troubles émotionnels liés à une mauvaise qualité de sommeil.

Risques pour la Santé Physique

Des troubles du sommeil non traités peuvent augmenter le risque de développer des conditions de santé graves, telles que les maladies cardiovasculaires, le diabète de type 2, l'obésité et l'hypertension. Si vous avez des conditions médicales préexistantes qui pourraient être exacerbées par le manque de sommeil, ou si vous présentez des symptômes qui indiquent un risque accru de ces conditions, il est essentiel de consulter un spécialiste.

Inefficacité des Solutions Maison

Si les solutions à domicile, telles que l'amélioration de l'hygiène du sommeil, la réduction de la consommation de caféine, ou l'essai de techniques de relaxation, n'ont pas amélioré votre sommeil, il est temps de chercher une aide professionnelle. Un spécialiste peut offrir des évaluations plus approfondies et des traitements spécifiques à votre condition.

Considérations Spécifiques

Dans certains cas, des symptômes spécifiques exigent une attention immédiate, notamment :

- Épisodes fréquents de somnolence au volant
- Respiration fréquemment interrompue pendant le sommeil, suggérant une apnée du sommeil
- Mouvements incontrôlables des jambes ou sensations désagréables dans les jambes au repos, indiquant potentiellement un syndrome des jambes sans repos

<u>Consultation avec un Spécialiste du Sommeil</u>

Un spécialiste du sommeil peut effectuer une évaluation complète de vos habitudes de sommeil, de votre historique médical et, si nécessaire, recommander des études de sommeil telles que la polysomnographie. Ces évaluations peuvent identifier des troubles spécifiques du sommeil et conduire à des traitements ciblés, allant de la thérapie comportementale à l'utilisation de dispositifs médicaux ou à des interventions chirurgicales dans les cas graves.

Reconnaître le moment opportun pour consulter un professionnel du sommeil est essentiel pour ceux qui luttent contre des troubles du sommeil impactant leur vie quotidienne. Un spécialiste peut fournir des évaluations détaillées et des plans de traitement personnalisés qui abordent la racine des problèmes de sommeil. Prendre la décision de chercher de l'aide est un pas important vers la récupération d'un sommeil réparateur et d'une meilleure qualité de vie.

Approches Thérapeutiques et Solutions

Thérapies comportementales et cognitives

La Thérapie Cognitivo-Comportementale pour l'Insomnie (TCC-I) est une approche structurée et basée sur des preuves pour traiter l'insomnie. Elle se concentre sur la modification des pensées, des croyances et des comportements qui nuisent au sommeil, en remplaçant les habitudes de sommeil malsaines par des stratégies favorisant un sommeil réparateur. Voici une exploration approfondie des composantes clés de la TCC-I, son processus, et son efficacité.

Composantes de la TCC-I

La TCC-I intègre plusieurs techniques et stratégies, chacune ciblant un aspect différent des problèmes de sommeil.

Éducation au Sommeil

Cette composante vise à fournir des informations essentielles sur la science du sommeil et les pratiques d'hygiène du sommeil. Elle aide les patients à comprendre comment le sommeil fonctionne, l'importance des rythmes circadiens, et comment certaines activités ou habitudes quotidiennes peuvent affecter le sommeil.

Restriction du Sommeil

La restriction du sommeil implique de limiter le temps passé au lit à la quantité réelle de sommeil obtenue, moins le temps passé à essayer de dormir. Cette technique peut temporairement augmenter la somnolence au coucher, améliorant ainsi l'efficacité du sommeil en réduisant les éveils nocturnes et en augmentant la durée du sommeil profond.

Contrôle des Stimuli

Le contrôle des stimuli vise à renforcer l'association entre le lit et le sommeil. Les patients sont encouragés à utiliser leur lit uniquement pour dormir et les activités sexuelles, évitant ainsi de regarder la télévision, de manger, ou d'utiliser des appareils électroniques au lit. Si incapable de dormir, le patient est conseillé de se lever et de quitter la chambre jusqu'à ce qu'il se sente somnolent.

Techniques de Relaxation

Des techniques telles que la respiration profonde, la relaxation musculaire progressive, et la visualisation peuvent aider à réduire la tension corporelle et l'anxiété associée à l'insomnie. Ces pratiques favorisent un état de calme, facilitant ainsi l'endormissement et le maintien du sommeil.

Reconsidération Cognitive

Cette stratégie aide à identifier et à remettre en question les croyances et pensées négatives sur le sommeil (par exemple, "Si je ne dors pas 8 heures, je serai une épave demain"). En modifiant ces schémas de pensée, les patients peuvent réduire l'anxiété liée au sommeil et adopter une attitude plus détendue vis-à-vis du sommeil.

Processus de la TCC-I

La TCC-I est généralement dispensée sur une période de plusieurs semaines, au cours de séances individuelles ou en groupe, avec un thérapeute formé. Le processus inclut souvent :

- L'évaluation du sommeil et des habitudes de vie du patient à travers des journaux de sommeil.
- L'application progressive des techniques et stratégies mentionnées, ajustées selon les besoins spécifiques du patient.
- Des séances de suivi pour évaluer les progrès et apporter des ajustements au plan de traitement.

Efficacité de la TCC-I

Des études ont montré que la TCC-I est efficace pour améliorer la qualité et la durée du sommeil chez les personnes souffrant d'insomnie. Ses avantages incluent une diminution du temps nécessaire pour s'endormir, une réduction des réveils nocturnes, et une amélioration de la satisfaction générale envers le sommeil. Contrairement aux médicaments pour le sommeil, la TCC-I offre des solutions durables sans les risques d'accoutumance ou d'effets secondaires.

La TCC-I est une approche puissante pour traiter l'insomnie, offrant des stratégies concrètes pour surmonter les obstacles au sommeil réparateur. En s'attaquant aux causes comportementales et cognitives de l'insomnie, elle permet aux patients de reprendre le contrôle de leur sommeil et d'améliorer significativement leur qualité de vie. Avec l'engagement du patient et le soutien d'un thérapeute qualifié, la TCC-I peut transformer les nuits agitées en repos paisible et régénérateur.

Aides médicamenteuses et alternatives

Les aides médicamenteuses et les alternatives constituent une part importante du spectre des traitements disponibles pour les troubles du sommeil. Alors que les médicaments peuvent offrir un soulagement rapide pour certains, les approches alternatives peuvent fournir des solutions durables sans les risques associés à la pharmacothérapie. Cette section explore en détail les options médicamenteuses et non médicamenteuses pour le traitement des troubles du sommeil.

Aides Médicamenteuses

Les médicaments pour le sommeil, ou hypnotiques, sont souvent prescrits pour des troubles du sommeil spécifiques, mais leur utilisation est généralement recommandée pour de courtes périodes en raison des risques de dépendance et d'effets secondaires.

Hypnotiques Non-Benzodiazépines

Les hypnotiques non-benzodiazépines sont préférés pour le traitement à court terme de l'insomnie en raison de leur profil de sécurité relativement meilleur par rapport aux benzodiazépines. Ces médicaments, tels que le zolpidem, le zaleplon et l'eszopiclone, agissent en ciblant spécifiquement les récepteurs GABA impliqués dans l'induction du sommeil.

Benzodiazépines

Les benzodiazépines, telles que le temazépam, le lorazépam et le diazépam, sont efficaces pour induire le sommeil et réduire les réveils nocturnes, mais leur potentiel de dépendance et les effets secondaires, tels que la somnolence diurne et la tolérance, limitent leur utilisation à long terme.

Antidépresseurs

Certains antidépresseurs, en particulier ceux qui ont un effet sédatif, comme la trazodone ou l'amitriptyline, peuvent être utilisés pour traiter l'insomnie, surtout lorsque celle-ci est accompagnée de symptômes de dépression.

Mélatonine et Agonistes des Récepteurs de la Mélatonine

La mélatonine, une hormone régulant les cycles veille-sommeil, et ses agonistes, comme le ramelteon, peuvent être utilisés pour traiter les troubles du sommeil, en particulier ceux liés à des perturbations du rythme circadien.

Approches Alternatives

Les alternatives non médicamenteuses offrent des solutions potentielles pour améliorer le sommeil sans les risques associés aux médicaments.

Suppléments Naturels

Mélatonine : Supplément populaire pour ajuster les cycles de sommeil, particulièrement utile pour le jet-lag et certains troubles du rythme circadien.

Valériane et Camomille : Ces herbes sont traditionnellement utilisées pour leurs propriétés relaxantes et peuvent aider à faciliter l'endormissement.

Techniques de Relaxation

La méditation, la respiration profonde, et la relaxation musculaire progressive sont des méthodes efficaces pour réduire le stress et l'anxiété au coucher, favorisant ainsi un meilleur sommeil.

Thérapie par la Lumière

Pour les troubles du sommeil liés à des perturbations du rythme circadien, la thérapie par la lumière peut aider à réinitialiser l'horloge biologique. L'exposition à une lumière vive le matin peut aider à avancer l'horloge interne, tandis que l'évitement de la lumière vive le soir aide à la retarder.

Considérations et Recommandations

Consultation Médicale : Avant de commencer tout traitement, médicamenteux ou alternatif, une consultation avec un professionnel de la santé est essentielle pour évaluer les risques, les bénéfices et l'adéquation au cas spécifique.

Approche Holistique : Idéalement, les médicaments ou les suppléments doivent être intégrés dans une approche globale incluant l'hygiène du sommeil, la gestion du stress, et potentiellement la TCC-I pour traiter les causes sous-jacentes de l'insomnie.

Surveillance et Ajustement : Les traitements doivent être régulièrement réévalués et ajustés en fonction de l'efficacité et de l'apparition d'effets secondaires, en collaboration étroite avec un professionnel de la santé.

La gestion des troubles du sommeil peut nécessiter une combinaison d'approches médicamenteuses et non médicamenteuses, en fonction des besoins individuels et des conditions sous-jacentes. Alors que les médicaments peuvent offrir un soulagement à court terme, les approches alternatives et les changements de style de vie jouent un rôle crucial dans le maintien d'un sommeil sain sur le long terme. Une évaluation minutieuse par un professionnel de la santé garantira que le plan de traitement est à la fois sûr et efficace, conduisant à une amélioration significative de la qualité du sommeil et, par conséquent, de la qualité de vie.

Témoignages de Surmontement

Le Voyage de Martin : De l'Insomnie à la Sérénité

Martin, un professionnel de la finance, a souffert d'insomnie chronique pendant des années. Son travail stressant et ses longues heures devant des écrans contribuaient à ses difficultés à s'endormir et à maintenir un sommeil de qualité. Après avoir tenté sans succès divers médicaments et aides au sommeil, Martin s'est tourné vers la Thérapie Cognitivo-Comportementale pour l'Insomnie (TCC-I) sur les conseils de son médecin.

<u>Stratégies Clés et Résultats</u>

Hygiène du sommeil : Martin a appris l'importance d'une routine régulière et d'un environnement de sommeil optimisé, ce qui a impliqué des ajustements dans son emploi du temps et son comportement nocturne.

Restriction du sommeil : En limitant le temps passé au lit à ses heures de sommeil réelles, il a augmenté sa "pression de sommeil" et amélioré l'efficacité de son sommeil.

Reconsidération cognitive : Martin a travaillé sur ses croyances et ses inquiétudes concernant le sommeil, apprenant à les contester et à adopter une perspective plus détendue vis-à-vis du sommeil.

Au fil des mois, Martin a remarqué une amélioration significative de sa capacité à s'endormir et à rester endormi, menant à une meilleure qualité de vie globale.

L'Histoire d'Elena : Surmonter l'Apnée du Sommeil

Elena, enseignante et mère de deux enfants, a été diagnostiquée avec une apnée obstructive du sommeil après des années de fatigue diurne inexpliquée et de plaintes de son partenaire concernant ses ronflements. La perspective d'utiliser un appareil CPAP chaque nuit la décourageait initialement, mais sa détermination à améliorer sa santé l'a poussée à essayer.

<u>Adaptation et Changements</u>

Utilisation du CPAP : Bien que l'adaptation ait pris du temps, Elena a finalement trouvé confort et routine dans l'utilisation de son appareil CPAP, remarquant rapidement une amélioration de sa qualité de sommeil.

Modifications du mode de vie : Encouragée par ses progrès, Elena a également adopté une alimentation plus saine et un programme d'exercice régulier, contribuant à une amélioration globale de sa santé.

Elena vit désormais avec beaucoup moins de fatigue diurne, une meilleure concentration et une énergie accrue pour ses activités quotidiennes et le temps passé avec sa famille.

Le Retour à Soi de Sophie : Guérir grâce à la Pleine Conscience

Sophie, une artiste graphique freelance, a lutté contre des cycles de sommeil irréguliers exacerbés par le stress de son travail et un esprit constamment actif. La découverte de la méditation de pleine conscience et des techniques de relaxation a marqué un tournant dans sa quête d'un sommeil réparateur.

Pratiques Transformatives

Méditation de pleine conscience : La pratique quotidienne a aidé Sophie à calmer son esprit et à réduire son anxiété au coucher, facilitant un endormissement plus paisible.

Routine nocturne apaisante : En intégrant des routines relaxantes avant le coucher, comme des bains chauds et la lecture, Sophie a créé un rituel qui prépare son corps et son esprit au repos.

Avec le temps, Sophie a non seulement amélioré sa qualité de sommeil mais a également trouvé une plus grande créativité et satisfaction dans son travail et sa vie personnelle.

Les récits de Martin, Elena, et Sophie mettent en évidence la diversité des chemins vers la résolution des troubles du sommeil. Que ce soit par des interventions comportementales et cognitives, des changements de mode de vie, ou l'adoption de pratiques de relaxation et de pleine conscience, il est possible de surmonter les défis du sommeil. Ces histoires soulignent l'importance de l'engagement personnel, du soutien professionnel, et de la volonté d'explorer différentes stratégies pour trouver ce qui fonctionne le mieux pour chaque individu. Leur voyage vers un sommeil réparateur illustre l'espoir et le potentiel de changement, offrant inspiration et encouragement à ceux qui cherchent à améliorer leur sommeil et, par extension, leur qualité de vie

Conclusion

En parcourant les pages de ce livre, nous avons entrepris un voyage à travers les mystères du sommeil, explorant son importance vitale, les défis que représentent les troubles du sommeil, et les multiples stratégies disponibles pour conquérir la nuit et embrasser le repos réparateur qui nous est dû. Ce voyage nous a révélé que le sommeil, loin d'être un simple intermède dans nos vies trépidantes, est un pilier fondamental de notre bien-être physique, mental et émotionnel.

Nous avons découvert l'importance cruciale du sommeil pour notre santé, apprenant comment un repos suffisant et de qualité peut renforcer notre système immunitaire, améliorer notre humeur, augmenter notre productivité et notre créativité, et même prolonger notre espérance de vie. Les témoignages inspirants de ceux qui ont surmonté leurs luttes contre l'insomnie, l'apnée du sommeil, et d'autres troubles du sommeil ont illuminé notre compréhension des défis et des solutions, nous rappelant que nous ne sommes pas seuls dans notre quête d'un meilleur sommeil.

La Thérapie Cognitivo-Comportementale pour l'Insomnie (TCC-I) a été mise en évidence comme une approche puissante et efficace, offrant des outils et des stratégies pour défaire les schémas de pensée et de comportement nuisibles. Les aides médicamenteuses, bien qu'utiles dans certains cas, ont été présentées avec une perspective d'utilisation judicieuse, en privilégiant les solutions à long terme et en évitant la dépendance et les effets secondaires.

Nous avons également exploré l'univers des solutions alternatives, des suppléments naturels aux techniques de relaxation, en passant par les technologies modernes de suivi du sommeil, ouvrant un éventail de possibilités pour personnaliser notre approche du sommeil. Ces outils et techniques ne sont pas des solutions universelles, mais des invitations à expérimenter et à découvrir ce qui fonctionne le mieux pour chacun de nous.

En conclusion, ce livre est un appel à l'action pour tous ceux qui cherchent à améliorer leur sommeil et, par conséquent, leur vie. Il nous rappelle que, bien que le chemin vers un sommeil réparateur puisse être semé d'obstacles, les ressources, les connaissances et le soutien nécessaires sont à notre portée. La clé réside dans l'engagement à adopter une meilleure hygiène du sommeil, à être ouverts au changement et à être patients avec nous-mêmes tout au long du processus.

Que ce livre serve de boussole dans votre quête d'un sommeil paisible et réparateur. Que les histoires partagées ici vous inspirent et vous rappellent que le changement est possible. Et que chaque page vous encourage à prendre soin de votre sommeil avec autant de diligence et d'attention que vous le feriez pour n'importe quel autre aspect important de votre vie.

Votre voyage vers un sommeil meilleur et plus sain commence maintenant. Embrassez les changements, explorez les stratégies qui résonnent avec vous, et n'oubliez pas que chaque petite amélioration est un pas vers un bien-être plus profond. Le sommeil n'est pas seulement une nécessité biologique ; c'est une célébration de la paix, de la régénération et de la vitalité qui attend chacun de nous, nuit après nuit.